Mujeres con TDAH

Aprovechando sus Superpoderes del TDAH - Una Guía para Mujeres para Transformar los Desafíos del TDAH en Fortalezas en Cada Etapa de la Vida

Dori Natasha Gentlekins

Contents

Introducción

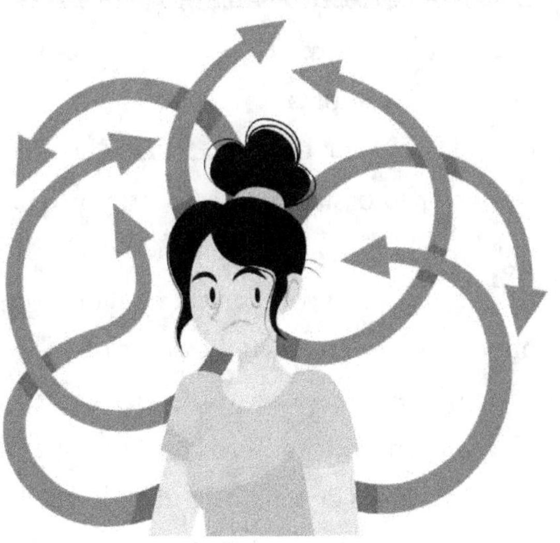

Seamos realistas; los efectos del trastorno por déficit de atención con hiperactividad (TDAH), específicamente en las mujeres adultas, han recibido poco interés en la investigación. No sería erróneo decir que la mayor parte de la investigación realizada sobre el TDAH se ha centrado principalmente en adolescentes, niños y hombres. Las investigaciones realizadas con niños indican que los niños reciben diagnósticos precisos de TDAH con más frecuencia que las niñas. Aunque podemos señalar con el dedo el sesgo de género y/o los síntomas ignorados del TDAH, se trata claramente de una cuestión importante, ya que tiene diversos efectos en la vida de una mujer si se pasa por alto (Sreenivas, 2023).

El camino para las mujeres que buscan apoyo y reconocimiento se ha vuelto bastante difícil debido a los malentendidos y las ideas preconcebidas que se han visto reforzadas por esta *escandalosa* falta de atención.

Puede obtener más información sobre los síntomas del TDAH en este enlace: https://www.webmd.com/add-adhd/chi ldhood-adhd/adhd-symptoms

Comprender los aspectos básicos del TDAH en las mujeres

Empecemos por lo básico. El trastorno por déficit de atención con hiperactividad, también conocido como TDAH, es un trastorno del neurodesarrollo que afecta a millones de personas en todo el mundo. Aunque en muchos casos se diagnostica bastante pronto en chicos jóvenes hiperactivos (imagínese rebotando contra las paredes y trepando a los árboles como un tornado humano), el TDAH no desaparece de repente a medida que nos hacemos mayores. No, si no se diagnostica, se convierte en un compañero constante que influye en nuestros pensamientos, emociones e interacciones con el mundo exterior.

Aquí es donde la cosa se pone interesante: No existe un tratamiento único para el TDAH. Aunque verás ciertos indicadores o características que tienen todos los que padecen TDAH, como impulsividad, hiperactividad y problemas para prestar atención, sin embargo, la experiencia de cada persona con el trastorno puede ser muy diferente. Además, las mujeres con TDAH a veces presentan síntomas inusualmente astutos.

¿Por qué y cómo? Bueno, imagínate esto: Sarah es una exitosa directora de marketing que parece estar contenta con su ajetreado trabajo y su vida social a primera vista. El trabajo está bien pagado, así que, ¿de qué quejarse? Sin embargo, su impulsividad e hiperactividad hacen que tenga que lidiar con proyectos incompletos, entregas tardías y citas perdidas, todos ellos síntomas de un TDAH no diagnosticado. Es inteligente, pero su ajetreada vida personal y laboral le hace sentirse abrumada y frustrada todo el tiempo, hasta el punto de pensar en dimitir. Siempre ha asumido que sus problemas se deben a peculiaridades de su personalidad y no al TDAH. Es lo que siempre decimos cuando las cosas se tuercen: ¡es que yo soy así!

Su experiencia desmonta el mito de que el TDAH afecta exclusivamente a los chicos hiperactivos y subraya la importancia de concienciar sobre el trastorno a las mujeres adultas, cuyos síntomas suelen ignorarse o malinterpretarse.

Desmontando ideas falsas

Ahora vamos a desmontar algunos mitos. ¿Vamos? Porque cuando intentamos comprender el trastorno por déficit de atención con hiperactividad (TDAH) en las mujeres, las ideas erróneas a menudo nublan la realidad. Así pues, despejemos el aire y arrojemos luz sobre estas creencias erróneas. Desde desmentir la idea de que el TDAH es exclusivo de los chicos hasta abordar la creencia errónea de que significa pereza o falta de inteligencia, vamos a reventar estos conceptos erróneos uno por uno.

El TDAH no es cosa de chicos: Es un error pensar que el TDAH es sólo "cosa de chicos". Las mujeres y las niñas también tenemos TDAH, pero debido a que nuestros síntomas están más interiorizados y son más sutiles y a que no mostramos los síntomas típicos que suelen asociarse al TDAH, solemos pasar desapercibidas. Pero créeme, nuestros cerebros siguen funcionando con el TDAH de fondo, aunque no lo gritemos a los cuatro vientos.

Además, instituciones de renombre como la Asociación Americana de Psiquiatría, los Centros para el Control y la Prevención de Enfermedades y los Institutos Nacionales de Salud reconocen que el TDAH es una irregularidad en la evolución de la corteza cerebral (Lange et al., 2010). Según muchos estudios, está causado por un desequilibrio de los transmisores químicos, o neurotransmisores, en la corteza cerebral. Sus principales síntomas son la impulsividad, la hiperactividad y la falta de atención.

El TDAH es un síntoma de déficit de inteligencia o de pereza: Es un error común pensar que las personas con TDAH son irresponsables o perezosas. En realidad, la motivación o la inteligencia no tienen nada que ver con el TDAH. A pesar de tener altos niveles de inteligencia y creatividad, muchas personas con TDAH tienen problemas con habilidades organizativas como la planificación y la gestión del tiempo.

No es tan peligroso tener TDAH: Aunque no es mortal, el TDAH puede tener un impacto negativo significativo en el estilo de vida general de un individuo. Los individuos con TDAH son más propensos a padecer trastornos de ansiedad, depresión y abuso de drogas. También es imprescindible señalar aquí que los pacientes con TDAH afirman con frecuencia que les resulta difícil cumplir sus compromisos laborales y que están bajo observación o supervisión continua. ¿Qué indica esto? Simplemente significa que los individuos con TDAH tienen que preocuparse constantemente por perder su trabajo y quedarse sin dinero, lo que puede tener un impacto negativo en su vida personal.

La importancia del diagnóstico

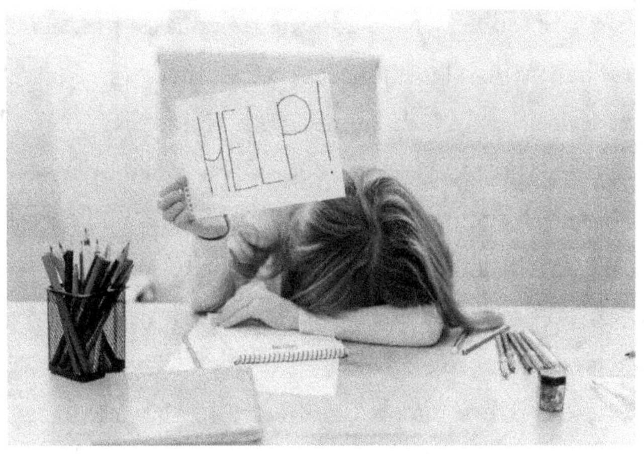

Ah, sí, el engañoso diagnóstico de TDAH. Hablemos del elefante en la habitación, ¿de acuerdo? Muchas mujeres viven su vida con TDAH durante años, a veces incluso décadas, sin darse cuenta siquiera de que padecen un trastorno que puede tratarse realmente. Atribuimos nuestra falta de atención, impulsividad y desorden a nuestras personalidades únicas o a simples olvidos.

Sin embargo, aceptar y reconocer el TDAH no consiste en asignarle un nombre, sino en aprender por qué nuestro cerebro funciona como lo hace y cómo podemos desarrollar mecanismos de afrontamiento para circunstancias que no siempre se han creado pensando en el TDAH. Para entender por qué a menudo se retrasa el TDAH en las mujeres y el impacto que tiene este retraso, primero tenemos que entender la tasa de diagnóstico de este trastorno y por qué hay un desequilibrio en la tasa de prevalencia. Según un estudio, la tasa de diagnóstico del TDAH es aproximadamente un 69% más prevalente entre los hombres que entre las mujeres estadounidenses, aunque las tasas de prevalencia por género se han vuelto algo equivalentes. En Estados Unidos, el 4,4% de los hombres y el 3,2% de las mujeres han sido diagnosticados de este trastorno (Polanczyk et al., 2007). ¿Por qué? Bueno, porque existe cierta percepción típica asociada al TDAH en las mujeres. Sí, me refiero a la falta de atención, que a veces se pasa por alto en este trastorno y se piensa que es sólo **cosa de mujeres**. Esto explica por qué las mujeres con TDAH siguen siendo poco investigadas, diagnosticadas erróneamente e ignoradas. Otros elementos, como las expectativas de los roles de género, la socialización y la dinámica de las relaciones, han obligado a muchas mujeres a enmascarar sus síntomas y problemas.

Cómo ayudará este libro a las mujeres a controlar su TDAH

Probablemente tengas muchas preguntas sobre el TDAH a las que necesitas respuesta. Este libro te proporcionará una hoja de ruta completa para conducirte a través del complicado viaje de una mujer que padece TDAH. Este libro es sin duda un aliado fiable, ya que contiene importantes reflexiones, técnicas y apoyo especialmente adaptados a las dificultades y experiencias a las que se enfrentan las mujeres con TDAH. Cada capítulo está cuidadosamente escrito para proporcionar a los lectores conocimientos que, en última instancia, les ayudarán a abordar las ideas erróneas más comunes sobre el TDAH y cómo puede ser útil un diagnóstico a tiempo.

ADHD VS BIPOLAR DISORDER

Learn the difference from our mental health experts

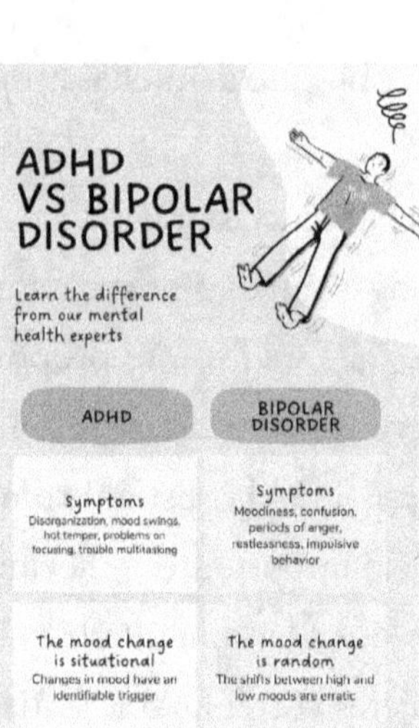

ADHD	BIPOLAR DISORDER
Symptoms Disorganization, mood swings, hot temper, problems on focusing, trouble multitasking	**Symptoms** Moodiness, confusion, periods of anger, restlessness, impulsive behavior
The mood change is situational Changes in mood have an identifiable trigger	**The mood change is random** The shifts between high and low moods are erratic
Develops earlier Present during childhood	**Develops later** Occurs during late teens to young adulthood
Treatment Can be treated through medication and behavioral therapy	**Treatment** Can be treated through medication and psychotherapy

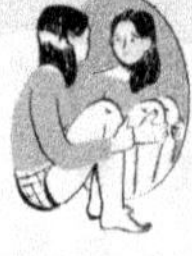

References

Is it ADHD? Or Bipolar? Could It Be Both? What. Is. Going. On. J. (2023, June 8). Psychiatry. https://medicine.umich.edu/dept/psychiatry/new s/archive/202304/it-adhd-or-bipolar-could-it-be-both-what-going#:~:text=The%20biggest%20difference%20between%20the,Stanford%20University%20School%20of%20Medicine.

Capítulo 1

La transición a la adolescencia - El TDAH en la adolescencia

Ah, los caóticos años de la adolescencia: una montaña rusa hormonal de emociones y, en algunos casos, la carga adicional del TDAH. El TDAH se desarrolla inicialmente en la infancia y, en la mayoría de los casos, continúa en la edad adulta. Para los individuos jóvenes con TDAH, el paso de la adolescencia a la edad adulta es un período delicado que puede estar relacionado con múltiples afecciones médicas y resultados adversos.

Este capítulo examinará el viaje de las adolescentes con TDA/H, abarcando todo, desde el reconocimiento de los síntomas hasta la creación de un sistema de apoyo y todo lo que hay en el medio.

Identificación de los síntomas

Como si ser una adolescente no fuera ya lo suficientemente difícil, añada el TDAH a la ecuación y tendrá un verdadero enigma. Las chicas con TDAH suelen tener síntomas menos obvios e interiorizados, mientras que los chicos con este trastorno suelen mostrar signos más evidentes como hiperactividad e impulsividad. Síntomas importantes pero normales, como la falta de atención, soñar despierto y problemas para mantener una vida organizada, pueden pasar desapercibidos si no se presta mucha atención (Rooney & Rooney, 2023).

Género y TDAH

Según un estudio publicado como *Sex differences in ADHD: Conference summary* por Arnold L.E, no sería erróneo decir que una explicación habitual para las disparidades de género observadas en el diagnóstico del TDAH en chicas adolescentes es el hecho de que las chicas con TDAH son más propensas a mostrar síntomas abrumadoramente desatentos en lugar de los típicos síntomas hiperactivos/impulsivos disruptivos que vemos en los chicos. Aparte de esto, un gran número de signos de interiorización como la ansiedad y la depresión también dan lugar a diagnósticos alternativos. Como resultado, las adolescentes no son derivadas para diagnóstico o tratamiento. Esto puede causar más problemas en el futuro (Le, 1996).

Según un artículo de investigación de Rae Jacobson titulado *How Girls with ADHD Are Different,* el TDAH no tratado puede afectar negativamente a la confianza de las adolescentes. Su salud mental puede verse gravemente afectada. Por el contrario, los chicos que padecen TDAH suelen descargar sus frustraciones en los demás. Sin embargo, las chicas con TDAH reprimen su rabia y su dolor. Por ello, son más propensas a sufrir trastornos de la alimentación, ansiedad e impotencia. En comparación con otras mujeres, las niñas con TDAH no tratado también son más propensas a experimentar dificultades en sus relaciones personales, interacciones sociales y educación (Jacobson et al., 2024).

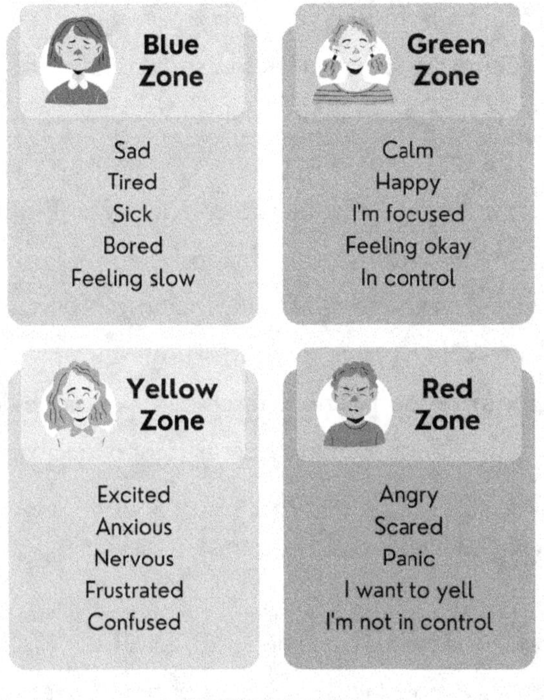

Afrontar los retos escolares

¿Qué mejor manera de definir el instituto que un hervidero de presión de grupo, presión académica y frecuentes e inesperados exámenes sorpresa? Y para las chicas con TDAH, todo esto puede parecer un ciclo interminable. Las luchas por mantenerse concentradas en clase y fracasar en el intento son comunes entre las personas que viven con TDAH, y para estas estudiantes, puede parecer que están nadando contracorriente.

En el artículo *How Girls with ADHD Are Different*, la autora Rae Jacobson sostiene que hoy en día los niños tienen más responsabilidades y posibilidades que nunca. Todo el mundo habla de lo ocupados que están y de lo sobrecargada que es su vida. Los niños de secundaria ya han decidido su carrera profesional. Las perspectivas de entrar en la universidad de sus sueños son altas. Hay diez veces más presión que nunca para alcanzar ese sueño y hacer varias cosas a la vez. Es una auténtica locura. Es normal que un chico normal se vuelva loco haciendo todo esto. Entonces, ¿qué ha hecho esto a los niños con TDAH? Bueno, específicamente a las niñas que antes solían manejar y controlar sus síntomas de TDAH, ahora son incapaces de hacerlo. Una chica a la que antes le iba bien en la escuela media ahora parece estar haciendo malabarismos con los estudios de la escuela secundaria, la dinámica social y los compromisos extracurriculares sin éxito y de manera ineficaz (Jacobson et al., 2024).

Entonces, ¿cómo podrían estas chicas hacer su vida académica menos estresante y más fácil de sobrellevar, teniendo en cuenta que tienen TDAH? He aquí algunos consejos:

Cree una rutina estructurada: Estructura, estructura y estructura. Necesitas tener una rutina diaria que te proporcione una sensación de previsibilidad y estabilidad. Establece horarios específicos para estudiar, completar tareas y asistir a clase, y cúmplelos en la medida de lo posible.

Utiliza organizadores visuales: Las ayudas visuales como calendarios codificados por colores, listas de tareas y organizadores gráficos pueden ayudar a las chicas con TDAH a visualizar mejor las tareas y los plazos. Divida sus tareas en partes más pequeñas y manejables para evitar sentirse abrumadas.

Utiliza la tecnología: Utiliza la tecnología como herramienta de organización y gestión del tiempo. Los calendarios digitales, las aplicaciones de recordatorio y el software de seguimiento de tareas pueden ayudar a las chicas con TDAH a gestionar sus tareas y cumplir con sus citas.

Practicar la escucha activa: Desarrolle habilidades de escucha activa durante las clases sentándose en primera fila, manteniendo el contacto visual con el profesor y tomando notas detalladas. Utilice técnicas de escucha activa, como resumir los puntos clave y hacer preguntas aclaratorias para mejorar la comprensión.

Pide apoyo: No dude en pedir apoyo a profesores, orientadores escolares o grupos de apoyo para alumnos con TDAH. Rodéate de compañeros y mentores comprensivos que puedan ofrecerte ánimo y ayuda siempre que lo necesites.

Abordar y superar los problemas de autoestima

En su artículo *You Are Not the Sum of Your ADHD Challenges*, Michelle Frank, Psy.D. y Sari Solden, M.S., LMFT sostienen que percibir el mundo en blanco o negro, todo o nada, es la forma en que funciona el cerebro del TDAH. El problema radica en la complejidad y las incoherencias de la naturaleza humana. Por ello, muchas mujeres con TDAH oscilan entre autopercepciones extremas, como ser excelentes u horribles, inteligentes o estúpidas, ambiciosas o perezosas. La reflexión interior y una buena dosis de autoaceptación deberían sustituir a este pensamiento reactivo y duro, que disminuye la autoestima (PsyD, 2021).

He aquí cómo puedes abordar este problema:

1. ***Cambia tu perspectiva de arreglarte a abrazarte:*** *Un primer paso positivo es reconocer que nuestro cuerpo y nuestra mente no son entidades totalmente distintas. Suelta la creencia de que necesitas arreglarte; ya estás completo, eres digno y mereces amor.*

2. ***Adopta una postura de "Sí, y ...":*** Crea afirmaciones empoderadoras como: "Reconozco mis retos y celebro mis progresos, por pequeños que sean, y mejoro mi autocuidado" o "Puedo lograr estas cosas, aunque todavía me cueste". Tenemos que recordarnos constantemente que tener habilidades y defectos en el mismo cuerpo es perfectamente normal y aceptable y nos ayuda a gestionar nuestros problemas con autocompasión, que es esencial para lograr un cambio duradero y real.

3. ***Explorar las ventajas de tu TDAH y las oportunidades de mejora:*** Eres muy consciente de las dificultades que presenta el TDAH. Puede que incluso les hayas prestado bastante atención. Pero considerar tus retos y tus puntos fuertes puede ayudarte a ver el cuadro completo. Tú en su totalidad. Sin embargo, a muchas personas les

cuesta ver estas áreas o cómo aprovecharlas. En la siguiente sección, hemos enumerado algunas preguntas sobre el TDAH que puedes hacerte para cuestionar estas ideas.

Herramientas y técnicas prácticas para controlar los síntomas

Como se ha comentado en las últimas secciones, ya es hora de que empieces a plantearte a tu TDAH algunas preguntas serias. Lo más probable es que veas un panorama más amplio de lo que tu TDAH te deja ver.

Evaluar tus puntos fuertes

1. ¿En qué eres realmente bueno y te resulta fácil?

2. ¿Qué podrías enseñar a los demás o aportar a sus vidas?

3. ¿Qué habilidades o talentos has desarrollado con el tiempo?

Evaluar tus reto

1. ¿Qué síntomas del TDAH le resultan más difíciles?

2. ¿Puede describir las luchas u obstáculos diarios a los que se enfrenta debido a estos desafíos?

3. ¿Cómo afecta el TDAH a su vida, aunque esté recibiendo tratamiento?

Confía en tu guía interior

Aunque hablamos de la importancia de seguir o tener principios, casi nunca los seguimos, ¿verdad? Es importante que las adolescentes que experimentan el tirón constante del TDAH reflexionen y encuentren dentro de sí mismas una guía interior o una dirección personal que les ayude a determinar qué tipo de vida quieren llevar.

Cuando se encuentren atrapadas en un bucle, hagan una pausa y vuelvan a conectar con sus principios básicos y su yo interior. En medio de la confusión o las emociones intensas, confiar en tu guía interior y mantenerte fiel a tus creencias te lleva a tomar decisiones más sabias en lugar de dejarte llevar por las distracciones del TDAH.

Conocer tus valores internos te ayudará a crear una declaración de propósitos para ti mismo.

Cree su propia declaración de propósitos para crear su propia y única guía interna, y comience a vivir la vida de la manera que desea, que se alinea con sus valores y fortalezas; tómese un momento para leer estas preguntas y dar respuestas honestas:

¿Qué es lo más importante para ti?

¿Qué valores defiendes?

¿De qué quieres ser ejemplo en la vida?

¿Qué creencias fundamentales te guían?

¿Qué mensaje quieres transmitir a la gente?

¿Qué tipo de legado esperas dejar cuando mires atrás en tu vida?

Sistemas de apoyo

Un estudio de investigación titulado ¿Influyen los distintos factores en que las chicas y los chicos cumplan los criterios diagnósticos del TDAH? *Sex differences among children with high ADHD symptoms,* ha contribuido enormemente a comprender el papel de la familia en el apoyo a los adolescentes con TDAH. El estudio analiza cómo los síntomas del TDAH pueden afectar al rendimiento escolar de los alumnos. Lo que descubrieron fue que tener más síntomas de TDAH podría provocar problemas en casa y menos apoyo de amigos y profesores, lo que podría dificultar el rendimiento escolar de los estudiantes. Los investigadores estudiaron a más de 2.000 estudiantes de los Países Bajos desde que tenían unos 11 años hasta que cumplieron los 19. El estudio descubrió que los síntomas del TDAH estaban relacionados con problemas en casa, menos apoyo de profesores y amigos, y niveles educativos más bajos a medida que crecían (Mowlem et al., 2019).

Ser padre de un adolescente con TDAH puede ser duro. Necesitas paciencia extra con esos adolescentes a medida que se vuelven más independientes. Aun así, siguen necesitando la orientación y el apoyo de sus padres. Por lo tanto, esto es lo que usted como padre puede hacer:

Infórmese sobre el TDAH: Infórmese sobre el TDAH para comprender mejor el comportamiento de su hijo. Saber más sobre el TDAH puede ayudarle a sentirse más paciente y menos frustrado.

Hable sobre el TDAH y los objetivos: Mantenga conversaciones abiertas con su hijo adolescente sobre cómo el TDAH le afecta en diferentes áreas de su vida. Demuestre empatía y comprensión.

Normalice el TDAH: Recuérdele a su hijo adolescente que tener TDAH no es un defecto, pero que es importante hablar de las áreas en las que puede mejorar.

Proporcione ayuda práctica: Ayude a su hijo adolescente con tareas que pueden ser difíciles debido al TDAH, como organizar su habitación. Trabajen juntos en estas tareas con paciencia y, si es posible, diviértanse.

Enseñe habilidades sociales: Ayude a su hijo adolescente a desarrollar habilidades sociales abordando comportamientos que puedan afectar a sus amistades, como interrumpir o no escuchar bien. Ofrézcale estrategias específicas para mejorar.

Continúe el tratamiento: Asegúrese de que su hijo adolescente continúa con su tratamiento para el TDAH, que puede incluir medicación, terapia y apoyo escolar. Evalúe periódicamente sus necesidades y objetivos con la ayuda de profesionales.

Mantenga una relación positiva: Evite las críticas excesivas y céntrese en mantener una relación positiva con su hijo adolescente. Las críticas pueden provocar sentimientos de inseguridad y empeorar el comportamiento. En su lugar, ofrezca apoyo y ánimo.

Hacer que la escuela brinde más apoyo

Los profesores también pueden desempeñar un papel positivo a la hora de echar una mano a las adolescentes con TDAH. Para empezar, los profesores *deberían* ajustar el entorno escolar para que se adapte mejor a los alumnos con TDAH. He aquí algunos cambios que podrían ayudar a su alumna a tener éxito académico:

1. Proporcione opciones para las tareas, como ensayos escritos, pruebas en línea o proyectos prácticos.

2. Permita tiempo extra para las tareas y exámenes y déles descansos durante las pruebas.

3. Divida las tareas de aprendizaje en partes más pequeñas y manejables.

Lo importante de esta sección es que todos debemos sentarnos juntos y diseñar una estrategia de aprendizaje eficaz y un plan de aprendizaje individualizado para cada niño con TDAH. Podemos apoyar a nuestros adolescentes si todos trabajamos en equipo, desempeñando nuestros papeles de una forma muy positiva que propicie un entorno positivo.

Capítulo 2

Entrar en el mundo laboral - Prosperar profesionalmente

Cuando se incorpore al mercado laboral, entrará en una nueva fase de su vida. Una fase llena de oportunidades y desafíos. En este capítulo, veremos cómo los adolescentes con TDA/H pueden manejar sus trabajos de manera efectiva. Hablaremos sobre cómo elegir la carrera adecuada y hacer un gran trabajo una vez que estés allí. Compartiremos consejos y sugerencias para ayudarlo a usar sus fortalezas para tener éxito en el trabajo. Con estos consejos prácticos, tendrás lo que necesitas para dar lo mejor de ti y prosperar en tu carrera.

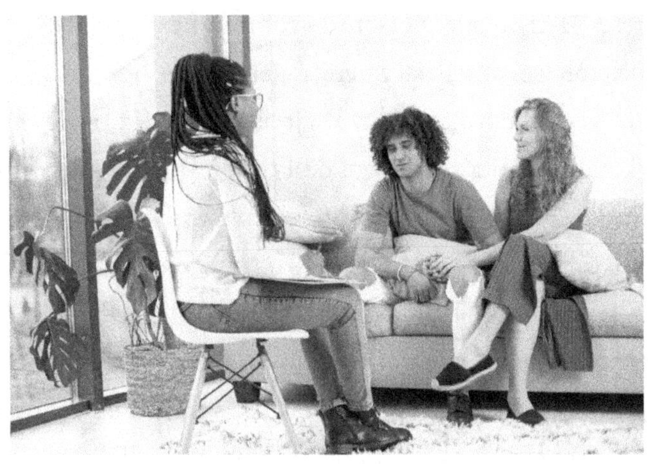

Elegir una profesión

Elegir una profesión que se adapte a tus rasgos de TDAH es como encontrar la pieza de puzzle perfecta para tu vida. Se trata de entender lo que te motiva y lo que se te da bien. Tal vez prosperes en entornos de ritmo rápido o te gusten los trabajos en los que puedes ser creativo. En esta sección, hablaremos sobre cómo elegir una carrera que se adapte a tus rasgos de TDAH y cómo combinarlos con tus puntos fuertes de TDAH. Tanto si te atraen los trabajos que requieren rapidez mental como los que te permiten trabajar de forma independiente, te ayudaremos a navegar por el mundo laboral.

Autoevaluación: Comience por identificar sus puntos fuertes, intereses y rasgos relacionados con el TDAH. Reflexione sobre las actividades o tareas en las que destaca y con las que disfruta, así como aquellas que le suponen un reto.

Investigue las opciones profesionales: Explore varias trayectorias profesionales e industrias que se alineen con sus fortalezas e intereses. Ten en cuenta factores como la flexibilidad laboral, la estimulación y el potencial de crecimiento.

Considera el entorno de trabajo: Piense en el tipo de entorno laboral que se adapta a sus rasgos de TDAH. ¿Progresa en entornos de ritmo rápido o prefiere una rutina más estructurada? Considere cómo los diferentes entornos de trabajo pueden afectar su productividad y satisfacción laboral.

Evalúe los requisitos del trabajo: Evalúe los requisitos específicos y las responsabilidades de las distintas funciones dentro de la carrera que ha elegido. Determine si sus rasgos de TDAH se alinean con las exigencias del trabajo y si tiene las habilidades necesarias para sobresalir.

Busque asesoramiento y orientación: Consulte a orientadores profesionales, mentores o profesionales del campo que desee para obtener ideas y consejos. Pueden ofrecerte perspectivas valiosas y ayudarte a tomar decisiones informadas sobre tu trayectoria profesional.

Prueba y error: No tengas miedo de probar distintas funciones o prácticas para adquirir experiencia práctica y determinar qué es lo que más te conviene. Experimentar con diferentes trayectorias profesionales puede ayudarte a afinar tus intereses y preferencias.

Fíjate objetivos realistas: Establezca objetivos alcanzables a corto y largo plazo basados en sus aspiraciones profesionales y en los rasgos de su TDAH. Divida los objetivos más grandes en pasos más pequeños y manejables para mantener la concentración y el impulso.

Adaptabilidad y flexibilidad: Manténgase abierto a adaptar su trayectoria profesional a medida que evolucionen sus intereses y circunstancias. La flexibilidad es clave para sortear las dificultades de la exploración y el crecimiento profesional.

Aprovecha tus puntos fuertes: Reconozca y adopte las fortalezas y los talentos únicos que vienen con el TDA/H, como la creatividad, las habilidades para resolver problemas y la adaptabilidad. Aproveche estas fortalezas para lograr una carrera satisfactoria.

Revelar el TDAH en entornos profesionales

Revelar que tienes TDAH podría afectar a la opinión de tu jefe. Sin embargo, sin revelarlo, no habría medidas de seguridad y, por lo tanto, no se producirían cambios reales. Lo principal a tener en cuenta aquí es que, como empleado o aspirante a un puesto de trabajo, no estás obligado a revelar un diagnóstico médico al empleador. En algunos casos u organizaciones, puede ser un requisito describir rasgos específicos de la personalidad, además de mencionar que tiene TDAH. Esto ayudará a la organización a deducir si tiene los rasgos que le ayudarán a realizar el trabajo. Las personas con TDAH y otras afecciones de este tipo son bienvenidas en la cultura de RRHH de un número cada vez mayor de organizaciones. Sin embargo, en algunas situaciones, es mejor mencionar que tienes TDAH. Aunque esto tiene claras ventajas, ocasionalmente también puede haber inconvenientes.

Las desventajas potenciales incluyen la posibilidad de que no te contraten o de que se utilice como justificación para despedirte, a pesar de que en la mayoría de los países es ilegal discriminar a alguien por su discapacidad (tratado de la ONU sobre discapacidad,2006). Sin embargo, una organización puede decidir no revelar esta razón para despedirte o no contratarte. También puede afectar al modo en que se evalúa tu rendimiento laboral. Puedes enfrentarte a un trato desfavorable en el trabajo por parte de tu jefe o compañeros si revelas abiertamente tu TDAH. Por otra parte, los compañeros de trabajo pueden exagerar ocasionalmente su ayuda hasta el punto de hacerte sentir como alguien que necesita ayuda debido a este trastorno.

Sentirte cómodo con tu TDAH es muy importante. Comunicar tu diagnóstico puede ser beneficioso si ya has superado tu autoestima y eres consciente de tus capacidades y defectos. Si puedes decirle a la empresa que la "Alineación ideal de una persona y un puesto" beneficia a ambas partes, puedes conseguir algunas ventajas realmente buenas, como cambios factibles que pueden mejorar tu rendimiento, e incluso puedes obtener permiso para trabajar una parte de la semana desde casa. Por lo tanto, destacar los aspectos relevantes de tu TDAH puede ayudarte a encontrar el trabajo que mejor se adapte a tus habilidades. No habría habido cambios ni derechos especiales si no hubieras revelado tu diagnóstico de TDAH. Todo empieza por que aceptes tu TDAH y lo alinees para ver cómo puede beneficiar a tu carrera.

Defensa y derechos legales

La Ley de Estadounidenses con Discapacidades (2008) le garantiza el derecho a adaptaciones para el TDAH en el trabajo y protección contra la discriminación. En esta sección, descubra las garantías legales para los adultos con TDAH y lo que la lista de discapacidades de la ADA tiene que decir sobre el TDAH.

¿Qué es la Ley de Estadounidenses con Discapacidades?

La Ley federal de Estadounidenses con Discapacidades, o ADA, ofrece la protección legal más importante para los empleados con TDAH. El Congreso aprobó la versión original de la ADA en 1990, y fue revisada en 2008 para hacerla más ampliamente aplicable.

¿Cubre la ADA el TDAH?

No hay duda de que la ADA ofrece cobertura a las personas con TDAH, independientemente de si se considera que el TDAH es neurológico, que afecta a la forma en que el cerebro se concentra o piensa, o una discapacidad que interfiere en el funcionamiento.

¿Qué se entiende por "adaptaciones justas"?

Cuando un empresario recibe solicitudes de personas cualificadas con discapacidades, está obligado a proporcionarles ajustes razonables. Por ejemplo, si un empleado revela su TDAH a su empleador, le facilita su historial médico o comenta con RRHH o la dirección cómo le afecta el TDAH en el trabajo, puede solicitar adaptaciones. Sin embargo, es importante entender que el empresario no está obligado a hacer cambios que no sean razonables, costosos o perjudiciales para la empresa. Algunas adaptaciones "razonables" comunes para el TDAH incluyen:

1. Crear un entorno de trabajo tranquilo

2. Permitir el uso de máquinas de ruido blanco o auriculares con cancelación de ruido

3. Ofrecer la opción de trabajar a distancia, a tiempo parcial o completo

4. Hacer las pausas necesarias

5. Racionalizar las tareas para centrarse en las responsabilidades esenciales

6. Permitir el uso de tecnología de apoyo como calendarios, apps o temporizadores

7. Ajustar las pruebas, el plan de estudios o las directrices

8. Considerar la reasignación a un puesto vacante

Conozca sus derechos

Antes de buscar asesoramiento jurídico de un abogado o representante, le sugerimos que consulte el directorio de recursos jurídicos que figura a continuación. Estos recursos pueden ayudarle a encontrar el apoyo o la representación legal adecuados (Yellin, 2023).

Además, ¡no olvide visitar el sitio web ADHD @ Work de la ADDA! Todo el sitio web está dedicado a brindarle la mejor información sobre el TDAH en el lugar de trabajo. Si estás luchando por conseguir adaptaciones en el trabajo, empieza por visitar.

- ***El sitio web Injury Claim Coach*** ofrece una característica única: una función de preguntas y respuestas en vivo donde los usuarios pueden interactuar con un ex juez para obtener asesoramiento experto sobre temas específicos. Además, proporcionan acceso a una Guía de Igualdad de Oportunidades en el Empleo.

https://www.injuryclaimcoach.com/

- ***El Consejo de Padres Abogados y Defensores (CO-PAA)*** se dedica a salvaguardar los derechos civiles y legales de los estudiantes con discapacidad. Con una red de abogados, pueden ayudar con los desafíos relacionados con los exámenes de alto riesgo y las adaptaciones para la educación postsecundaria.

- Desde 1977, la ***Asociación para la Educación Superior y las Discapacidades (AHEAD)*** ha sido un valioso recurso para garantizar que los estudiantes con discapacidad reciban las adaptaciones necesarias desde la educación infantil hasta la educación postsecundaria.

Crecimiento profesional: Planificación de la carrera a largo plazo Orientarse por el complejo panorama profesional puede ser todo un reto, especialmente para las mujeres con TDAH (Acc, 2022). Sin embargo, con una planificación cuidadosa y enfoques estratégicos, es posible lograr el crecimiento y el éxito profesional a largo plazo. He aquí algunas estrategias clave que puede tener en cuenta:

Identifique sus puntos fuertes e intereses: Empieza por identificar tus puntos fuertes, intereses y valores. Entender qué te motiva y dónde están tus puntos fuertes puede ayudarte a alinear tus objetivos profesionales en consecuencia.

Establece objetivos profesionales claros: Define tus objetivos profesionales a largo plazo y divídelos en trozos más pequeños y factibles. Establecer objetivos claros te proporcionará una hoja de ruta y te ayudará a mantenerte centrado en tu trayectoria profesional.

Busque oportunidades de aprendizaje continuo: Invierte en tu desarrollo profesional buscando oportunidades de aprendizaje, como talleres, cursos y certificaciones. El aprendizaje continuo no sólo mejora tus habilidades, sino que también demuestra tu compromiso con el crecimiento personal.

Construye una red de apoyo: Rodéate de mentores, compañeros y profesionales que te apoyen. Las redes de contactos pueden ofrecerte valiosos conocimientos, oportunidades y apoyo a lo largo de tu trayectoria profesional.

Abogue por sí mismo: No tengas miedo de defenderte a ti mismo y tus aspiraciones profesionales. Habla de tus logros, objetivos y del apoyo que necesitas para triunfar. La confianza en uno mismo y la autodefensa son aptitudes esenciales para progresar profesionalmente.

Acepta la flexibilidad: Reconozca que las trayectorias profesionales rara vez son lineales y pueden requerir flexibilidad y adaptabilidad. Esté abierto a explorar nuevas oportunidades, asumir retos y ajustar sus objetivos según sea necesario.

Al incorporar estas estrategias en la planificación y el desarrollo de su carrera, puede posicionarse para el crecimiento y la realización profesional a largo plazo, a pesar de los desafíos del TDA/H.

Capítulo 3

CONEXIONES PERSONALES - RELACIONES Y VIDA SOCIAL

Para las mujeres con TDA/H, conducirse a través de las relaciones e interacciones sociales puede ser bastante complicado. En este capítulo, veremos cómo el TDA/H afecta las interacciones interpersonales, incluyendo las amistades, las parejas románticas y las dinámicas familiares. Ya sea que esté buscando consejos sobre cómo salir con alguien, mantener amistades o sanar las relaciones familiares, este capítulo ofrece una guía perspicaz sobre los desafíos de las interacciones interpersonales.

Habilidades de comunicación

He aquí algunas estrategias sencillas para aumentar la comprensión mutua en su relación: **Aprenda todo lo que pueda sobre el TDAH**: Adquirir conocimientos sobre el TDAH y sus signos o síntomas es un paso hacia la comprensión mutua del impacto que este trastorno puede tener en su relación. Reconocer que las personas con TDAH funcionan de forma diferente puede facilitar la observación de los síntomas para el miembro de la pareja que no padece TDAH y aliviar al miembro con TDAH. **Reconocer los efectos de los síntomas del TDAH**: Es fundamental reconocer los efectos negativos de los síntomas del TDAH no tratados en una relación cuando uno de los miembros de la pareja padece el trastorno. El miembro de la pareja que no padece TDAH también debe pensar en cómo su comportamiento, como regañar o criticar, puede afectar al que padece TDAH y a la relación en general. Es fundamental abordar con delicadeza las preocupaciones del otro en lugar de ignorarlas. **Distinga al individuo de los síntomas**: Reconozca el descuido o la hiperactividad de su pareja como signos del TDAH en lugar de asignarles "una etiqueta". Recuerde que estos síntomas no son cualidades personales.

Para resolver los problemas en una relación, la comunicación es esencial. Si las emociones están a flor de piel durante una discusión, tómense descansos y préstense mucha atención el uno al otro. En lugar de dejarse arrastrar por el debate, intente comprender el problema de fondo (Wymbs et al., 2021). Gestión de las respuestas emocionales

Para los individuos con TDA/H, las interacciones sociales pueden ser bastante abrumadoras debido a la impulsividad y a la intensificación de las emociones. En esta sección, exploramos estrategias para ayudar a manejar estas respuestas emocionales de manera efectiva. Desde el reconocimiento de los desencadenantes hasta el desarrollo de mecanismos de afrontamiento, ofreceremos consejos prácticos para mantener la compostura y fomentar conexiones sociales positivas.

Manejar las emociones intensas y los síntomas menos conocidos, como los problemas de regulación emocional, puede ser difícil para muchas personas con TDA/H (Sosnoski, 2021). Puede que lo estés haciendo bien y, de repente, algo te desencadene y te invadan emociones fuertes que no puedes controlar. Parece como si tu cerebro, ya sobrecargado de trabajo, se viera superado por una oleada de dolor, irritación, miedo o ansiedad.

Métodos para mejorar el control emocionalAfortunadamente, existen estrategias factibles y eficaces que puede poner en práctica ahora mismo para mejorar su regulación emocional.

He aquí algunas tácticas sencillas:

- □ Tómate un momento para reconocer tus sentimientos.

- □ Establece una estrategia que te ayude a recuperar la compostura y a hacer una pausa.

- Piensa en tomarte un descanso rápido para limpiarte la cara, respirar aire fresco o escuchar música relajante.

- Participa en ejercicios de atención plena, como el yoga consciente, el escáner corporal y la meditación sentada. Al traer la conciencia al presente, la atención plena puede ayudar a reenfocar las emociones intensas y fomenta el desarrollo de la conciencia emocional.

- Ser consciente de los patrones de pensamiento negativos,

como la rumiación, la catastrofización, la culpabilización o la autoculpabilización.

- ☐ Intenta cambiar tu forma de pensar sobre las cosas centrándote en lo bueno o dejando ir las cosas que no puedes controlar.

- ☐ Tanto el control emocional como la eficiencia mental pueden mejorar con una actividad cardiovascular regular.

- Los ejercicios que no son cardiovasculares pueden ser beneficiosos para los síntomas del TDAH.

Cuando buscar ayuda

Buscar el apoyo de un profesional sanitario es una buena idea si tienes muchos problemas para controlar tus emociones o experimentas una ansiedad social extrema. Pueden orientarte, sugerirte terapia o ponerte en contacto con grupos de apoyo para que puedas gestionar con éxito los problemas de regulación emocional que conlleva el TDAH.

Capítulo 4

MATERNIDAD Y TDAH

Ser madre es una experiencia increíble que cambia la vida y que viene acompañada de un sinfín de alegrías, retos y, bueno... tareas. El cambio a la maternidad puede ser especialmente difícil para las mujeres con TDA/H, ya que tienen que equilibrar las exigencias de criar a los hijos con su trastorno. Este capítulo profundiza en las experiencias y dificultades a las que se enfrentan las madres que tienen TDAH, abarcando desde las técnicas de crianza hasta la obtención de apoyo profesional. A las madres con TDAH les proporcionamos ideas, apoyo y consejos útiles para mantener las rutinas diarias y establecer relaciones con sus hijos.

Planificación y gestión del embarazo

Cómo organizar un embarazo con TDAH Asegúrese de utilizar un método anticonceptivo fiable hasta que hable con su médico. Planifique su embarazo para minimizar los riesgos para usted y el feto, dándose tiempo suficiente para realizar cambios en su medicación para la salud mental bajo la supervisión de su médico. Es importante hablar con el médico sobre la seguridad de tomar la medicación para el TDAH durante el embarazo, ya que dejar de tomar el fármaco bruscamente podría empeorar los síntomas (Otros trastornos y embarazo, s.f.). En caso de que sea necesario tomar medicamentos durante el embarazo, es posible que el médico recomiende anfetaminas o metilfenidato, ya que tienen registros de seguridad bien establecidos. Si se entera de que está embarazada, comuníqueselo inmediatamente a su matrona o a su equipo sanitario. Antes de cambiar de medicación, hable con ellos sobre sus opciones.

Estrategias para gestionar las rutinas diarias y la crianza de los hijos

Criar a los hijos, llevar la casa y cuidar de tu bienestar mental son retos enormes para cualquier padre con TDAH. Dado que el TDAH afecta a casi todos los aspectos de la crianza, los padres que padecen este trastorno necesitan recursos y ayuda para manejar adecuadamente sus síntomas y atender las necesidades de sus hijos en cada etapa de su desarrollo (Josel, 2021).

He aquí algunas estrategias para que los padres con TDAH puedan gestionar eficazmente las rutinas diarias y las obligaciones parentales:

Establezca rutinas coherentes: Cree horarios coherentes para las comidas, la hora de acostarse y otras actividades diarias. La coherencia puede ayudar tanto a los padres como a los hijos a saber qué esperar y reducir el estrés.

Utilice recordatorios visuales: Utilice ayudas visuales, como calendarios, listas de tareas pendientes y tablas de tareas para realizar un seguimiento de las tareas y los plazos. Los recordatorios visuales pueden ser útiles para que los padres con TDAH se mantengan organizados.

Divida las tareas en pasos más pequeños: Divida las tareas más grandes en pasos más pequeños y manejables. Este enfoque puede evitar que se sienta abrumado y hacer que las tareas parezcan más alcanzables.

Establezca sistemas de organización: Implemente sistemas organizativos como cubos de almacenamiento etiquetados, calendarios codificados por colores y espacios designados para artículos importantes para minimizar el desorden y agilizar las rutinas diarias.

Priorice el autocuidado: Dé prioridad a las actividades de autocuidado, como dormir bien, comer sano, hacer ejercicio con regularidad y utilizar técnicas de relajación. Cuidar de su propio bienestar es esencial para manejar los síntomas del TDA/H y estar presente para sus hijos.

Delegue responsabilidades: Delegue tareas en otros miembros de la familia siempre que sea posible. Compartir responsabilidades puede aligerar la carga y evitar el agotamiento.

Utilice la tecnología con prudencia: Aproveche las herramientas tecnológicas como las aplicaciones de recordatorio, los despertadores y los calendarios digitales para mantenerse organizado y al día con las rutinas diarias.

Sé amable contigo mismo: Por último, recuerde ser compasivo consigo mismo. La crianza de los hijos con TDAH presenta desafíos únicos, y está bien reconocer cuando las cosas no salen según lo planeado. Celebre sus éxitos y practique la autocompasión a lo largo del camino.

La genética del TDAH

Tras décadas de investigación (Faraone & Larsson, 2018), se ha descubierto que los genes son un factor importante en el desarrollo del TDAH y en cómo se conecta con otros trastornos. La investigación en gemelos, niños adoptados y familias ha demostrado que el TDAH a menudo es hereditario. Los investigadores están buscando determinados genes relacionados con el TDAH, ya que han descubierto que la genética es responsable de aproximadamente el 74% de las causas del trastorno. Numerosas localizaciones genómicas se han relacionado con el TDAH mediante investigaciones que emplean estudios de asociación de genoma completo (GWAS) y ligamiento genético. Estos estudios también han demostrado que numerosas variantes genéticas comunes, cada una con un efecto minúsculo, representan un porcentaje considerable de la influencia hereditaria del TDAH.

Estrategias de autocuidado: Importancia del autocuidado para las madres con TDAH

TIPS FOR MOTHERS WITH ADHD

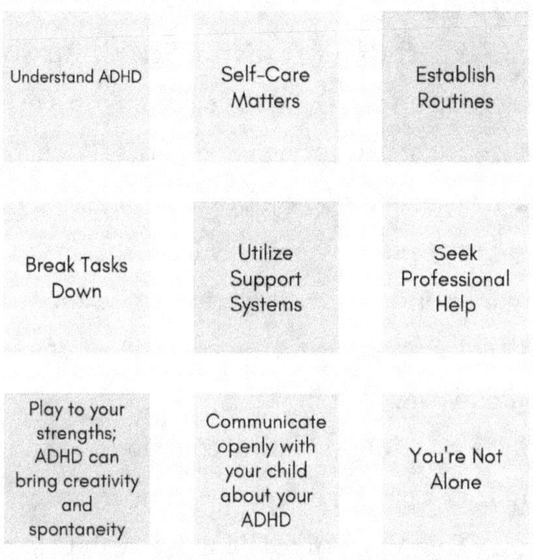

El autocuidado de las madres es crucial, pero también difícil de priorizar, sobre todo con el TDAH. Sin embargo, el autocuidado puede comenzar de forma sencilla, como controlar el estado de ánimo, practicar la relajación y ampliarlo gradualmente para incorporar prácticas de gestión del tiempo. Comience ahora con estas ocho sugerencias para el autocuidado de las madres con TDAH.

Acepte la imperfección: Libérese de la presión de ser la madre perfecta. Está bien cometer errores y aprender de ellos. Permítase ser imperfecta y acepte el hermoso desorden de la maternidad.

Practica la atención plena: Dedica unos minutos al día a practicar la atención plena o la meditación. Concéntrate en tu respiración, ponte en sintonía con tu cuerpo y abandona los pensamientos acelerados. La atención plena puede ayudar a calmar la mente y reducir el estrés.

Establezca expectativas realistas: Sea realista sobre lo que puede conseguir en un día. Divida las tareas en pasos más pequeños y manejables y celebre las pequeñas victorias. Recuerde que está bien pedir ayuda cuando sea necesario.

Dé prioridad al sueño: Como hemos mencionado antes, haga del sueño una prioridad. Crea una rutina relajante para irse a la cama, limita el tiempo de pantalla antes de acostarse y crea un entorno cómodo para dormir.

Fomenta las relaciones: Cultiva conexiones significativas con amigos, familiares y grupos de apoyo. Comparte tus experiencias, busca consejo y apóyate en tu red de apoyo cuando lo necesites.

Mueva su cuerpo: Incorpore la actividad física regular a su rutina. Ya sea un paseo a paso ligero, una sesión de yoga o una fiesta de baile con los niños, busque actividades que le den energía y le animen.

Redes de apoyo para madres

Como madres, a menudo tenemos que hacer malabarismos con innumerables responsabilidades. Aunque el camino de la maternidad es increíblemente gratificante, también puede ser abrumador. Por eso es esencial recordar que no tienes que hacerlo sola. Crear una red de apoyo de otras madres, recursos comunitarios y sistemas de apoyo profesional puede marcar la diferencia en tu experiencia como madre (Anderson, 2022).

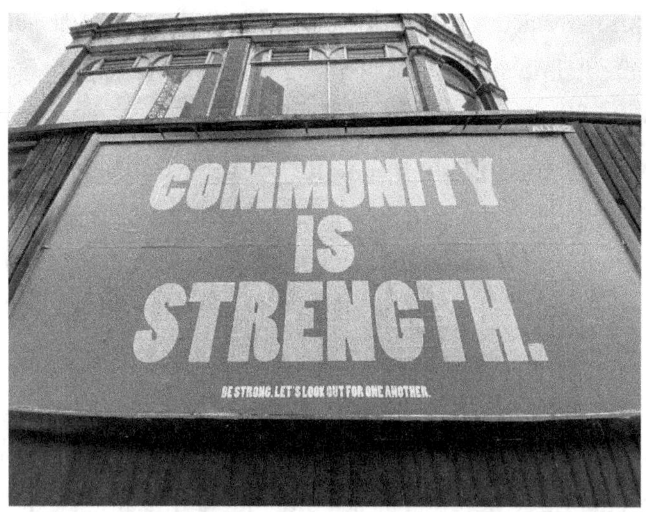

Cómo aprovechar las redes de apoyo:

Conéctate con otras madres: Ponte en contacto con otras madres de tu comunidad o de Internet que compartan experiencias y retos similares. Únete a grupos de madres, clases de crianza o grupos de apoyo en los que puedas ponerte en contacto con otras madres, compartir consejos y ofreceros ánimo y apoyo mutuo. Recuerda que la solidaridad hace la fuerza y que te reconfortará saber que no estás sola en este viaje.

Busca orientación profesional: No dudes en buscar ayuda profesional si tienes problemas de salud mental, problemas de pareja u otros factores estresantes. Los terapeutas, consejeros y profesionales de la salud mental pueden ofrecerte un valioso apoyo, orientación y mecanismos de afrontamiento.

Explora los recursos comunitarios: Aprovecha los recursos comunitarios y los servicios de apoyo disponibles para las madres de tu zona. Desde talleres de crianza y asistencia para el cuidado de los niños hasta grupos de apoyo a la lactancia y servicios de salud mental posparto, suele haber una gran variedad de recursos disponibles para ayudarte a superar los retos de la maternidad.

Haz del autocuidado una prioridad: Recuerda dar prioridad al autocuidado y dedica tiempo a actividades que nutran tu mente, cuerpo y alma. Ya sea dando un paseo por la naturaleza, practicando yoga o dedicándote a una afición que te guste, el autocuidado es esencial para mantener tu bienestar como madre.

Muéstrate abierta a recibir ayuda: "Se necesita un pueblo para criar a un niño", así que no hay que avergonzarse de buscar apoyo cuando se necesita. Ya sea pidiendo a una amiga que cuide de tus hijos unas horas, aceptando que un vecino te lleve la comida o acudiendo a un familiar en busca de apoyo emocional, permítete recibir ayuda con gratitud y aprecio.

Capítulo 5

Los años dorados - El TDAH después de la menopausia

MENOPAUSE

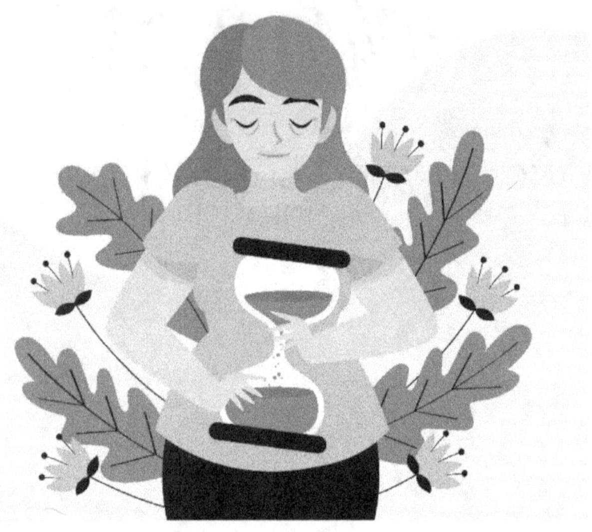

En este capítulo, profundizaremos en una fase que a menudo se pasa por alto, pero que es igualmente significativa: El TDAH después de la menopausia, también conocido como los años dorados.

La menopausia marca el final de los años reproductivos de la mujer, trayendo consigo cambios hormonales y cambios en el bienestar físico y emocional. Aunque se presta atención a los síntomas y experiencias de la menopausia en sí, no siempre se comprende o aborda plenamente el impacto de diagnósticos añadidos, como el TDAH, durante esta etapa de la vida.

Síntomas cambiantes

El impacto de la menopausia en el TDAH Durante la perimenopausia, que es la fase que precede a la menopausia, los períodos menstruales se vuelven menos regulares y los niveles de estrógeno del cuerpo permanecen bajos durante períodos prolongados. La perimenopausia suele durar entre cinco y ocho años, aunque varía de una persona a otra. Si lleva un año sin menstruar, se dice que está en la menopausia. En Estados Unidos, la edad media de la menopausia es de 51 años. Muchas mujeres experimentan síntomas como depresión, dificultad para concentrarse, problemas de memoria y sueño, además de los cambios físicos que se producen antes, durante y después de la menopausia. Esto hace que a las que padecen TDAH les resulte más difícil concentrarse y planificar con antelación.

Las complejidades añadidas de la vida, las fluctuaciones hormonales y el TDAH pueden proporcionar un escenario desafiante para las mujeres que se encuentran al final de la cuarentena y más allá. Los cambios hormonales durante esta época pueden hacer que te sientas más abrumada de lo normal si tienes TDAH leve. Es posible que algunas personas no sean conscientes de que tienen TDAH hasta que sus síntomas son tan graves que requieren atención médica. Incluso si has estado haciendo un buen trabajo controlando tu TDAH, al principio podría parecerte más difícil. Además, esta época de la vida suele venir acompañada de factores de estrés adicionales. Puede que tengas que cuidar de tus hijos y de tus padres mayores al mismo tiempo. A medida que tus hijos se van mudando, puede que te estés acostumbrando a tener el nido vacío. Puede que esté sometido a mucha presión en el trabajo o que se esté adaptando a grandes crisis vitales como el divorcio o la pérdida del cónyuge.

Gestión de la salud Posmenopausia

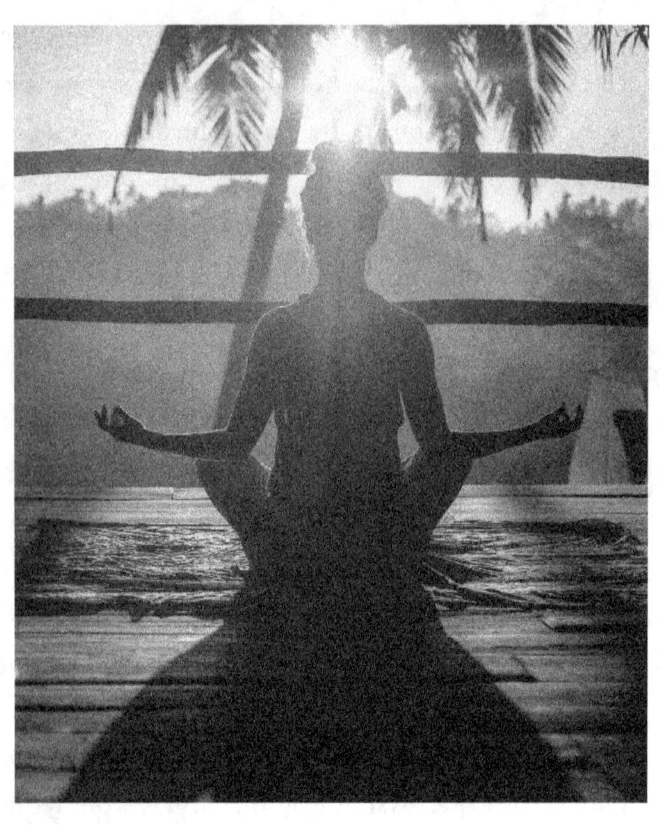

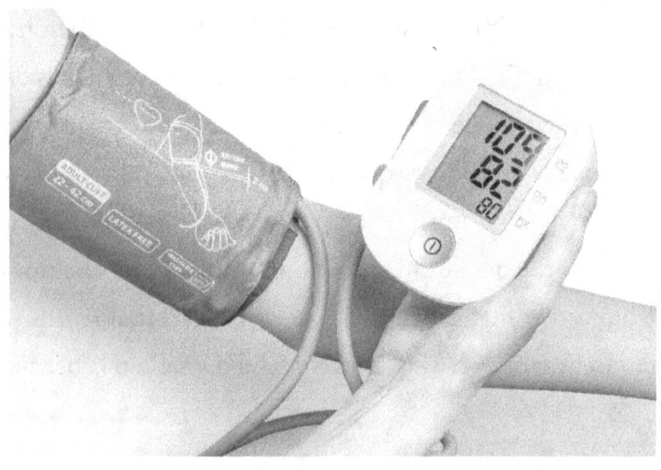

Aunque gestionar el TDAH en la mediana edad puede ser difícil, existen estrategias para controlar este factor estresante. Utilizar un diario o una aplicación para registrar tus síntomas es una estrategia útil. Si todavía tienes la regla, puedes tener en cuenta las tendencias relacionadas con el ciclo menstrual.

Consulta con tu médico. Pueden ajustar la medicación o la dosis si actualmente estás tomando medicación para el TDAH. Para tratar tus síntomas, también pueden recomendarte medicamentos adicionales como un tratamiento hormonal o antidepresivos. En numerosos aspectos, los estimulantes pueden ser la respuesta. Los estudios han indicado que la **lisdexanfetamina**, también conocida como **Vyvanse**, es un medicamento para el TDAH que puede ayudar a las mujeres premenopáusicas y menopáusicas que padecen TDAH con problemas como la memoria, la gestión de tareas y la organización.

Ajustes en el estilo de vida

Conocido como "trastorno hipercinético", hace cincuenta años los únicos síntomas del TDAH eran la inquietud y el mal control de los impulsos. Desde entonces, y especialmente en los últimos diez años, nuestro conocimiento del trastorno ha crecido significativamente. Ahora sabemos que los síntomas pueden incluir desde sentimientos de vulnerabilidad hasta hiperactividad y falta de atención. No puedes cambiar tus genes ni volver a ser un ignorante que nunca tuvo TDAH, pero puedes hacer conscientemente cambios en tu estilo de vida que te ayudarán a sobrellevar el TDAH a lo largo de los años. Y por eso el sueño es extremadamente crucial para la salud de tu cuerpo y de tu cerebro. Aunque los beneficios del sueño están ampliamente reconocidos, muchas personas -incluidas las que padecen TDAH- los ignoran o tienen dificultades para conciliar el sueño. La actividad física no sólo beneficia al cuerpo, sino también a la mente. Según las investigaciones, el ejercicio regular puede ayudar a reducir los efectos perjudiciales del estrés y los traumatismos en el cerebro. Además, favorece el crecimiento del cerebro, aumenta la función cognitiva y mejora el aprendizaje, sobre todo en las áreas en las que la atención y la memoria están relacionadas con el TDAH.

La salud del cerebro también depende en gran medida de la dieta. Los frutos secos y el marisco tienen un alto contenido en ácidos grasos omega-3, que son vitales para la salud cerebral y pueden mejorar la comunicación neuronal. Entre los micronutrientes cruciales para la concentración, la atención y el control de los impulsos se encuentran el zinc, el hierro y la vitamina D. Sus actividades cognitivas pueden no funcionar tan bien si carece de ciertos nutrientes. La nutrición, el ejercicio y el sueño están interconectados y se influyen mutuamente a lo largo de toda la vida. Consumir alimentos sanos te proporciona la energía necesaria para hacer ejercicio, y el ejercicio mejora la calidad del sueño. Esfuérzate por conseguir un equilibrio entre estos tres elementos y concéntrate en lo que más te convenga para obtener los mejores resultados.

Legado y sabiduría

Transmitir el legado de la sabiduría es una hermosa forma de empoderar a las mujeres más jóvenes en su viaje con el TDAH.

Al compartir las lecciones aprendidas durante toda una vida de experiencias y las estrategias de afrontamiento desarrolladas a lo largo del camino, las mujeres mayores pueden ofrecer una valiosa orientación y apoyo a la siguiente generación. Esta tutoría no sólo proporciona consejos prácticos, sino que también infunde un sentimiento de esperanza e inspiración. A través del diálogo abierto y la comprensión compasiva, las mujeres mayores pueden ayudar a las más jóvenes a superar los retos del TDAH con confianza y resiliencia, garantizando un futuro más brillante y satisfactorio para todas.

He aquí algunas estrategias que pueden ayudar a las mujeres más jóvenes a afrontar su TDAH. A lo largo del libro, hemos hecho gran hincapié en estas estrategias y también las hemos discutido a fondo.

- □ Desarrolla una rutina diaria y cúmplela en la medida de lo posible.

- Divida las tareas en pasos más pequeños y manejables para evitar sentirse abrumado.

- Utiliza ayudas visuales como calendarios, listas de tareas y códigos de colores para mantenerte organizado.

- □ Practica técnicas de atención plena y relajación para controlar el estrés y la ansiedad.

- □ Busca grupos de apoyo o comunidades en línea para recibir ánimos y consejos.

- Prioriza las actividades de autocuidado, como el ejercicio, la alimentación sana y dormir lo suficiente.

- Defiéndete en entornos académicos y profesionales solicitando adaptaciones, si es necesario.

- Acepta tus puntos fuertes y celebra tus éxitos, por pequeños que parezcan.

- Recuerda ser paciente y amable contigo mismo, reconociendo que el progreso requiere tiempo y esfuerzo.

Planificación de la jubilación

Es cierto que el TDAH puede influir en la planificación de tu jubilación. Con el TDAH, es posible que no maneje las cosas con facilidad, como controlar sus gastos, ahorrar dinero o incluso plantearse objetivos financieros a largo plazo. Sin embargo, el primer paso para hacer planes de jubilación inteligentes es darse cuenta de estas dificultades (Cfp, 2023).

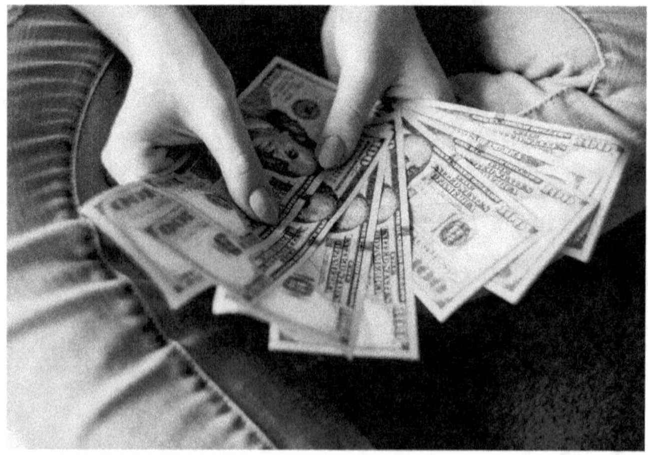

No olvides nunca que el TDAH no tiene por qué dictar tu destino financiero. Sólo le empuja a adoptar un enfoque ligeramente diferente de las cosas. Ahí es donde resulta útil contar con la ayuda de un experto.

Los planes de jubilación para personas con TDAH **deben ser sencillos** Las personas que viven con TDAH pueden encontrar agobiantes los planes financieros complejos. Por lo tanto, opte por opciones de jubilación simples, como fondos indexados, planes 401(k) e IRA. Siempre que sea posible, establezca contribuciones automáticas para mantener la coherencia (Cfp, 2023). **Establezca objetivos que pueda ver** Para ayudarle a visualizar sus objetivos de jubilación, utilice tableros de visión, gráficos y tablas. Esto le servirá de guía visual para mantenerse motivado y centrado. **Establezca objetivos alcanzables** Divida sus objetivos o metas de ahorro para la jubilación en partes más manejables y alcanzables. Celebre sus logros y mantenga una actitud optimista.

Garantice la diversificación de las inversiones Invertir en carteras diversificadas le ayuda a sentirse más seguro y reparte los riesgos. Las personas con TDAH pueden probar con una cartera variada, que les mantendrá interesados. Si es una persona que está más cerca de la jubilación, debe concentrarse en soluciones más seguras, mientras que los más jóvenes pueden asumir mayores riesgos para obtener un mayor crecimiento.

Motivación para el ahorro para la jubilación **Revisiones frecuentes** Concierte revisiones frecuentes y ajustes del plan con su asesor financiero. Estas revisiones le ayudarán a seguir siendo responsable y le permitirán realizar ajustes si sus circunstancias cambian, que sin duda lo harán. **Recordatorios concienzudos** Utilice la tecnología para recibir notificaciones periódicas sobre obligaciones financieras y plazos de pago. Puedes mantenerte al día con la ayuda de la tecnología portátil, las alertas de calendario y las aplicaciones para smartphone. Para aumentar tus posibilidades de éxito, puedes incluso automatizar tus inversiones y ahorros. Haz que ahorrar sea más divertido **Haz que ahorrar se parezca más a un juego** fijándote objetivos que cumplir. Esto puede aportar emoción al *espíritu competitivo ligado al TDAH*, añadiendo interés al procedimiento.

Capítulo 6

TRATAMIENTOS HOLÍSTICOS E INNOVADORES

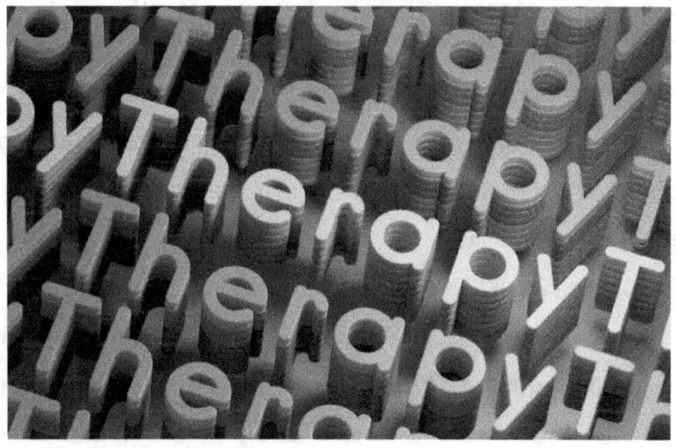

Medicación y terapias

Visión general de los tratamientos farmacológicos y las psicoter-
apias

Un tipo particular de remedio para los problemas emocionales y de salud mental es la *psicoterapia*. En este tipo de terapia, un individuo o un profesional cualificado se compromete con usted en su totalidad durante varias sesiones. El tipo de terapia utilizada y el objetivo del tratamiento determinan cómo se estructuran las sesiones. Para tratar los síntomas del TDAH, los médicos suelen recetar fármacos, como los estimulantes. La psicoterapia y los medicamentos juntos pueden ser a veces más beneficiosos que cualquiera de ellos utilizados por separado. En una revisión publicada en 2020 se realizaron 53 estudios sobre el TDAH en adultos. Descubrió amplias pruebas de que la psicoterapia, en particular la terapia cognitivo-conductual (TCC), ayudaba a disminuir los síntomas del TDAH (Fullen et al., 2020). En otra evaluación de 2020 se incluyeron datos sobre niños con TDAH procedentes de diez tipos de investigación (Coghill et al., 2021). Se creía que los niños con este trastorno podrían volverse menos irritables y agresivos con la psicoterapia. Aun así, se sacaron a la luz una serie de deficiencias en la investigación, incluida la breve duración de la terapia.

Terapias alternativas

El papel de la dieta, el ejercicio y los tratamientos holísticos

El tratamiento y la medicación son estrategias eficaces para controlar los síntomas del TDAH. Sin embargo, no son las únicas opciones. Según investigaciones recientes, practicar la meditación de atención plena, que consiste en observar activamente tus pensamientos y sentimientos a medida que surgen, puede ayudarte a concentrarte mejor y a relajarte. Según una encuesta de la revista ADDitude de 2017, más del 33% de las personas con TDAH emplean esta estrategia, y alrededor del 40% la califican de muy eficaz. A diferencia de otras terapias, la meditación mindfulness no requiere visita al terapeuta ni receta médica. Puede realizarse mientras se está sentado, paseando o incluso haciendo algún tipo de yoga.

Según las investigaciones, practicar la meditación mindfulness puede reducir significativamente los síntomas del TDAH. Según un estudio pionero llevado a cabo por la UCLA, los individuos con TDAH que participaron en un taller semanal de meditación de atención plena de dos horas y media y luego lo practicaron de forma constante en casa entre cinco y quince minutos cada día durante ocho semanas mostraron una mejora de la atención centrada en las tareas. Además, presentaban niveles bajos de ansiedad y depresión.

Ayudas tecnológicasEn los últimos años ha aumentado el desarrollo de aplicaciones diseñadas para ayudar a las personas con TDAH. Estas aplicaciones ofrecen una serie de herramientas y recursos para ayudar a controlar los síntomas y llevar una vida plena. A continuación, compararemos algunas de las aplicaciones recomendadas por Google para las personas con TDAH, junto con otras que personalmente hemos encontrado beneficiosas.

1. **Todoist:** Esta app te ayuda a mantenerte organizado creando listas de tareas pendientes, estableciendo recordatorios y programando tareas. Es genial para hacer un seguimiento de las actividades diarias y estar al tanto de los plazos.

2. **Forest:** Si luchas contra las distracciones, Forest puede ayudarte. Fomenta la concentración y la productividad permitiéndote plantar árboles virtuales cuando empiezas una tarea. Cuanto más tiempo permanezcas concentrado, más crecerá tu árbol.

3. **Aplicaciones de atención plena (por ejemplo, Headspace, Calm):** El mindfulness puede ser beneficioso para controlar el estrés y mejorar la concentración. Estas apps ofrecen sesiones de meditación guiada y técnicas de relajación para ayudarte a mantener la calma y centrarte a lo largo del día.

4. **Evernote:** Evernote es una aplicación versátil para tomar notas que te permite capturar ideas, hacer listas y organizar tus pensamientos. Es útil para realizar un seguimiento de la información importante y mantenerse organizado.

5. **Time Timer:** Esta aplicación de temporizador visual te ayuda a gestionar tu tiempo de manera más eficaz, proporcionando una representación visual clara de cuánto tiempo queda para una tarea o actividad. Es genial para mantener el rumbo y evitar la procrastinación.

6. **Aplicaciones de la técnica Pomodoro (por ejemplo, Focus Booster, Tomato Timer):** La Técnica Pomodoro consiste en trabajar en breves ráfagas de actividad concentrada seguidas de breves descansos. Estas aplicaciones te

ayudan a poner en práctica esta técnica cronometrando tus sesiones de trabajo y tus descansos.

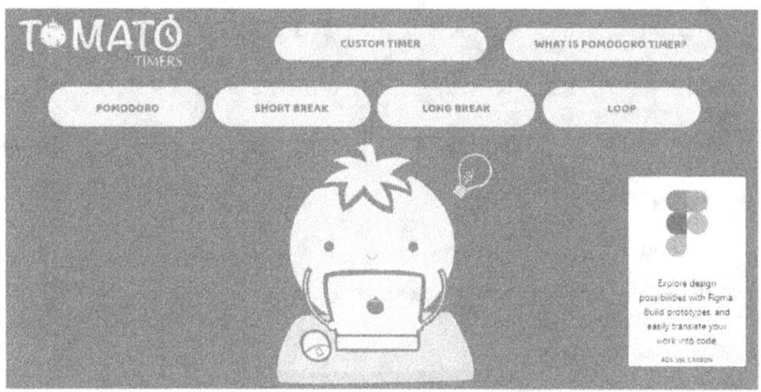

1. **Aplicaciones para planificar comidas (por ejemplo, Mealime, Paprika):** Planificar las comidas con antelación puede ayudarte a ahorrar tiempo y reducir el estrés. Estas apps ofrecen herramientas de planificación de comidas, recetas y listas de la compra para simplificar el proceso.

2. **Aplicaciones de recordatorio de medicación (por ejemplo, Medisafe, MyTherapy):** Si tomas medicación para el TDAH, estas aplicaciones pueden ayudarte a mantenerte al día con tu horario de medicación mediante el envío de recordatorios y el seguimiento de tus dosis.

3. **Aplicaciones de seguimiento de hábitos (por ejemplo, Habitica, HabitBull):** Desarrollar y mantener hábitos saludables es importante para controlar los síntomas del TDAH. Estas aplicaciones le permiten hacer un seguimiento de su progreso y mantenerse motivado

mientras trabaja para alcanzar sus metas.

4. **Focus@Will:** Esta aplicación ofrece listas de reproducción musicales diseñadas para mejorar la concentración y la productividad. Es especialmente útil para crear un entorno libre de distracciones cuando necesitas concentrarte.

Aprendizaje continuo y desarrollo personal

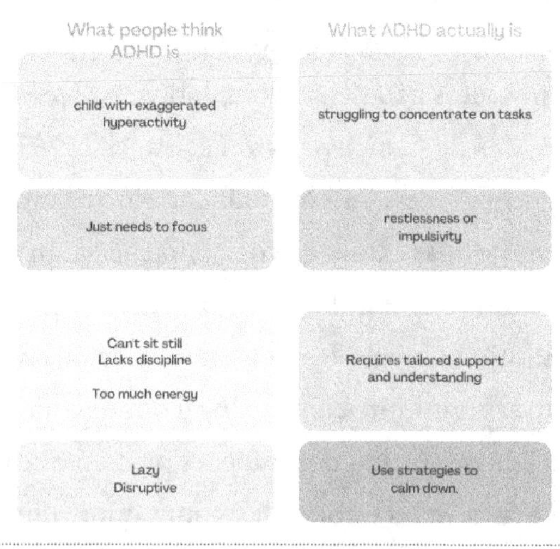

El conocimiento cada vez mayor del TDAH contribuye al desarrollo de una sanidad, unas empresas y unas instituciones educativas inclusivas y accesibles. Además, disminuye la gravedad del trastorno, lo que hace que los médicos traten adecuadamente el

TDAH e incluso podría persuadir a quienes presentan síntomas para que se sometan a un diagnóstico.

Sensibilización

Organizaciones como Children and Adults with ADD (CHADD) organizan seminarios educativos, campañas de concienciación y actos para sensibilizar sobre el TDAH y sus efectos durante el Mes de Concienciación sobre el TDAH. Los hospitales y los centros de salud mental, entre otros establecimientos médicos, apoyan las campañas de concienciación mediante folletos, panfletos, programas educativos y actos específicos sobre el TDAH. El sitio web del Mes de Concienciación sobre el TDAH ofrece abundante información, un lugar donde compartir historias personales y herramientas para quienes piensan que pueden tener TDAH. El sitio web también desmonta mitos muy extendidos, como la idea de que el TDAH está sobrediagnosticado o que a los niños se les recetan medicamentos en exceso, y aclara que el TDAH no es una elección, sino un problema de comportamiento.

Comunidad y defensa

Únase a grupos de apoyo: Participe en grupos de apoyo locales o en línea para personas con TDAH a fin de conectarse con otras personas que comprenden sus experiencias y desafíos.

Asista a eventos: Asista a eventos, seminarios, talleres y conferencias de concientización sobre el TDA/H para aprender más sobre la afección y abogar por una mayor concientización y apoyo.

Comparta su historia: Comparta sus experiencias personales con el TDAH para concienciar y ayudar a otros a comprender la realidad de vivir con esta enfermedad.

Ofrézcase como voluntario: Participe en organizaciones dedicadas a la defensa y el apoyo del TDAH ofreciendo voluntariamente su tiempo o habilidades para contribuir a sus iniciativas y campañas.

Eduque a los demás: Eduque a amigos, familiares, colegas y educadores sobre el TDA/H para disipar mitos y conceptos erróneos y promover la comprensión y la empatía.

Abogue por el cambio de políticas: Abogue por cambios en las políticas a nivel local, estatal y nacional para mejorar el acceso a los recursos, los servicios de apoyo y las adaptaciones para las personas con TDA/H.

Utilice las redes sociales: Use las plataformas de medios sociales para compartir artículos informativos, recursos e historias personales sobre el TDA/H para llegar a un público más amplio y fomentar el compromiso y el apoyo de la comunidad.

Colabore con profesionales: Colabore con profesionales de la salud, educadores, empleadores y legisladores para promover la concientización sobre el TDA/H y crear ambientes de apoyo para las personas con TDA/H en diversos entornos.

Conclusión

Combinamos las ideas clave de cada capítulo, proporcionando consejos prácticos para que los lectores los pongan en práctica en su vida diaria. Enfatizamos el empoderamiento y la aceptación, alentando a los lectores a aceptar sus fortalezas únicas y a ver el TDA/H como una parte de su identidad que puede ser fortalecedora. Por último, hacemos un llamado a la acción, instando al compromiso continuo con la comunidad del TDA/H y al crecimiento personal continuo.

A lo largo de este libro, hemos explorado diversos aspectos de la vida con TDAH, desde la comprensión del trastorno hasta su manejo eficaz en las distintas etapas de la vida. He aquí un breve resumen de los principales puntos tratados en cada capítulo:

Comprender el TDAH: Profundizamos en la definición del TDAH, sus síntomas y cómo se manifiesta de forma diferente en las mujeres que en los hombres.

Navegar por la infancia y la adolescencia: Hablamos de los retos a los que se enfrentan los niños y adolescentes con TDAH, así como de las estrategias de apoyo para padres y educadores.

Entrar en el mundo laboral - prosperar profesionalmente: Exploramos las opciones de carrera, las estrategias en el lugar de trabajo y las oportunidades de crecimiento profesional para las personas con TDAH.

Conexiones personales - Relaciones y vida social: Examinamos el impacto del TDA/H en las relaciones personales y ofrecimos consejos para mejorar la comunicación y construir conexiones más fuertes.

Maternidad y TDAH: Abordamos los desafíos únicos a los que se enfrentan las madres con TDA/H y ofrecimos estrategias para manejar las rutinas diarias y las tareas de crianza.

Los años dorados: el TDAH después de la menopausia: Discutimos el impacto del TDA/H en la planificación de la jubilación y ofrecimos consejos para administrar las finanzas y prepararse para el futuro.

Consejos prácticos

Establezca rutinas: Cree rutinas diarias y cúmplalas en la medida de lo posible para gestionar el tiempo y mantenerse organizado.

Busque apoyo: Construya una red de apoyo de amigos, familiares y profesionales que entiendan el TDA/H y puedan ofrecer orientación y aliento.

Practique el autocuidado: Dé prioridad a las actividades de autocuidado, como el ejercicio, la atención plena y el sueño adecuado para mejorar el bienestar general.

Establezca objetivos realistas: Divida las tareas en pasos más pequeños y manejables, y celebre los logros a lo largo del camino para mantener la motivación.

Abogue por sí mismo: Sea proactivo en la búsqueda de adaptaciones y apoyo en el trabajo o la escuela, y eduque a los demás sobre el TDA/H para reducir el estigma y las ideas erróneas.

Empoderamiento y aceptación

Es importante que las personas con TDA/H reconozcan y acepten sus fortalezas únicas. Aunque vivir con TDA/H puede presentar desafíos, también ofrece oportunidades para la creatividad, la innovación y la resiliencia. Al aceptar el TDA/H como parte de su identidad y aprovechar sus superpoderes, los individuos pueden cultivar un sentido de empoderamiento y realización en sus vidas.

Llamamiento a la acción

Al concluir este viaje, animo a los lectores a continuar su compromiso con la comunidad del TDAH y a priorizar su crecimiento personal. Éstos son algunos pasos que se pueden seguir:

Únase a grupos de apoyo: Busque grupos de apoyo en línea o locales para individuos con TDA/H para conectarse con otros que comparten experiencias y desafíos similares.

Manténgase informado: Manténgase al día sobre las últimas investigaciones, recursos y opciones de tratamiento para el TDA/H a través de fuentes y organizaciones acreditadas.

Abogue por el cambio: Abogue por políticas e iniciativas que promuevan la concientización sobre el TDA/H, la educación y el acceso a recursos en su comunidad y más allá.

Celebre el progreso: Tómese tiempo para celebrar sus logros e hitos, sin importar cuán pequeños sean, y reconozca el progreso que ha hecho en su viaje con el TDA/H.

En conclusión, vivir con TDA/H puede presentar desafíos únicos, pero también ofrece oportunidades de crecimiento, resiliencia y autodescubrimiento. Si acepta sus superpoderes, busca apoyo y toma medidas proactivas para manejar el TDA/H de manera efectiva, podrá llevar una vida plena y significativa. Recuerda que no estás solo y que juntos podemos crear un mundo más comprensivo y solidario con las personas que padecen TDAH.

Gracias

Sólo quería hacerle saber lo mucho que significa para mí.

Sin su ayuda y atención, no podría seguir haciendo publicaciones útiles como ésta.

Una vez más, te agradezco que hayas leído este libro. He disfrutado mucho escribiéndolo, y espero que tú también.

Antes de que te vayas, necesito que me hagas un favor.

Por favor, considera publicar una reseña de este libro en la plataforma.

Las reseñas se utilizarán para ayudarme a escribir.

Tus comentarios me resultan muy útiles y me ayudarán a generar más. próximos libros en el género de la información.

Me encantaría saber de usted.

Dori Natasha Gentlekins

Referencias

Acc, L. M. (2022, June 14). *7 Critical Stages of Career Development for Adults with ADHD*. https://www.linkedin.com/pulse/7-critical-stages-career-development-adults-adhd-lynn/

ADHD in relationships: Finding intimacy when the world feels very different - CHADD. (2022, May 24). CHADD. https://chadd.org/attention-article/adhd-in-relationships-finding-intimacy-when-the-world-feels-very-different/

Anderson, D., PhD. (2022, December 5). *A Survival Guide for Parents with ADHD: Strategies from Preschool to High School*. ADDitude. https://www.additudemag.com/parenting-with-adhd-strategies/

Cfp, D. D. (2023, August 12). Navigating Retirement with ADHD: A Financial Planner's Guide. *dewittcm*.

Coghill, D., Banaschewski, T., Cortese, S., Asherson, P., Brandeis, D., Buitelaar, J., Daley, D., Danckaerts, M., Dittmann, R. W., Doepfner, M., Ferrin, M., Hollis, C., Holtmann, M., Paramala, S., Sonuga-Barke, E., Soutullo, C., Steinhausen, H., Van Der Oord, S., Wong, I. C. K., . . . Simonoff, E. (2021). The management of ADHD in children and adolescents: bringing evidence to the clinic: perspective from the European ADHD Guidelines Group (EAGG). *European Child & Adolescent Psychiatry, 32*(8), 1337–1361. https://doi.org/10.1007/s00787-021-01871-x

Faraone, S. V., & Larsson, H. (2018). Genetics of attention deficit hyperactivity disorder. *Molecular Psychiatry, 24*(4), 562–575.

Fullen, T., Jones, S. L., Emerson, L. M., & Adamou, M. (2020). Psychological Treatments in Adult ADHD: A Systematic review. *Journal of Psychopathology and Behavioral Assessment, 42*(3), 500–518. https://doi.org/10.1007/s10862-020-09794-8

Jacobson, R., Hinshaw, S., PhD, Quinn, P., MD, & Nadeau, K., PhD. (2024, February 28). *How girls with ADHD are different.* Child Mind Institute. https://childmind.org/article/how-girls-with-adhd-are-different/

Josel, L. (2021, February 18). *How Can a Mom with ADHD Build Consistent Routines?* https://www.linkedin.com/pulse/how-can-mom-adhd-build-consistent-routines-leslie-josel/

Le, A. (1996). Sex differences in ADHD: Conference summary. *Journal of Abnormal Child Psychology, 24*(5), 555–569. https://doi.org/10.1007/bf01670100

Mowlem, F. D., Agnew-Blais, J., Taylor, E., & Asherson, P. (2019). Do different factors influence whether girls versus boys meet ADHD diagnostic criteria? Sex differences among children with high ADHD symptoms. *Psychiatry Research, 272,* 765–773. https://doi.org/10.1016/j.psychres.2018.12.128

Other disorders and pregnancy. (n.d.). https://www.tommys.org/pregnancy-information/planning-a-pregnancy/planning-a-pregnancy-and-mental-illness/other-disorders-and-pregnancy

Personal Injury Claim & Compensation Guide for Non-lawyers - Injury Claim coach. (2023, December 12). Injury Claim Coach.

Polanczyk, G., De Lima, M. S., Horta, B. L., Biederman, J., & Rohde, L. A. (2007). The Worldwide Prevalence of ADHD: A Systematic Review and metaregression analysis. *the American Journal of Psychiatry, 164*(6), 942–948. https://doi.org/10.1176/ajp.2007.164.6.942

PsyD, M. F. (2021a, December 13). *You are not the sum of your ADHD challenges.* ADDitude. https://www.additudemag.com/low-self-esteem-adhd-women/

PsyD, M. F. (2021b, December 13). *You are not the sum of your ADHD challenges.* ADDitude. https://www.additudemag.com/low-self-esteem-adhd-women/

Rooney, M., PhD, & Rooney, M., PhD. (2023, October 30). *ADHD in teenagers.* Child Mind Institute. https://childmind.org/article/adhd-in-teenagers/#:~:text=Teenagers%20can%20cope%20with%20ADHD,and%20handle%20potentially%20risky%20situations.

Sosnoski, K., PhD. (2021, September 14). *Coping with Heightened Emotions When You Have ADHD.* Psych Central. https://psychcentral.com/adhd/coping-with-heightened-emotions-when-you-have-adhd#when-to-seek-help

Sreenivas, S. (2023, May 15). *ADHD in Women*. WebMD.

UNTC. (n.d.). https://treaties.un.org/Pages/ViewDetails.aspx?src=TREATY&mtdsg_no=iv-15&chapter=4&clang=_en

Wymbs, B. T., Canu, W. H., Sacchetti, G. M., & Ranson, L. (2021). Adult ADHD and romantic relationships: What we know and what we can do to help. *Journal of Marital and Family Therapy, 47*(3), 664–681. https://doi.org/10.1111/jmft.12475

Yellin, S., Esq. (2023, July 20). *Your rights to ADHD accommodations at work*. ADDitude.

Lange, K. W., Reichl, S., Lange, K. M., Tucha, L., & Tucha, O. (2010). The history of attention deficit hyperactivity disorder. *Attention Deficit and Hyperactivity Disorders, 2*(4), 241–255. https://doi.org/10.1007/s12402-010-0045-8